AF463426

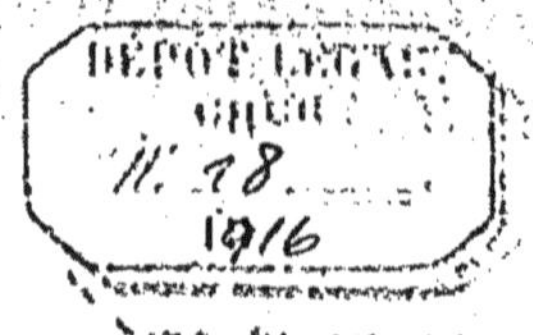

Les

Collyres Mydriatiques

dans la

Paralysie Générale

PAR

le Docteur SAMUEL EIDELMAN

ANCIEN INTERNE DE LA CLINIQUE OPHTALMOLOGIQUE A AMIENS

PARIS

LIBRAIRIE MÉDICALE ET SCIENTIFIQUE

JULES ROUSSET

1, RUE CASIMIR DELAVIGNE ET 12, RUE MONSIEUR-LE-PRINCE

1915

Les Collyres Mydriatiques

dans la Paralysie Générale

Les

Collyres Mydriatiques

dans la

Paralysie Générale

PAR

le Docteur **SAMUEL EIDELMAN**

ANCIEN INTERNE DE LA CLINIQUE OPHTALMOLOGIQUE A AMIENS

PARIS
LIBRAIRIE MÉDICALE ET SCIENTIFIQUE
JULES ROUSSET
1, RUE CASIMIR DELAVIGNE ET 12, RUE MONSIEUR-LE-PRINCE

1915

A MON PÈRE, A MA MÈRE

Faible témoignage de reconnaissance filiale.

A MON FRÈRE

Qui, par ses sacrifices, nous a donné la possibilité de terminer nos études.

A NOS MAITRES

A MONSIEUR LE DOCTEUR TOULOUSE
Qui a bien voulu nous accepter comme interne remplaçant dans son service

A MONSIEUR LE DOCTEUR FAGE
Médecin-Chef de l'Hospice Saint-Victor à Amiens

A MONSIEUR LE DOCTEUR GODÉCHOUX
Médecin-suppléant à Saint-Victor auxquels nous devons nos connaissances en ophtalmologie

A MONSIEUR LE DOCTEUR REAON
(Pitié et Necker) 1909-1910

A MONSIEUR LE DOCTEUR SCHWARTZ
(Cochin) 1910

A MONSIEUR LE DOCTEUR CHEVRIER
(Cochin) 1910

A MONSIEUR LE DOCTEUR ROGER
(Charité, Hôtel-Dieu) 1910-1911

A MONSIEUR LE DOCTEUR RECLUS
1911

A MONSIEUR LE DOCTEUR DEMELIN
1911-1912

A MONSIEUR LE DOCTEUR GAUCHER
(Saint-Louis) 1912

A MONSIEUR LE DOCTEUR GOUGEROT
(Saint-Louis) 1912

A MONSIEUR LE DOCTEUR PARIS
(Chef de laboratoire à Saint-Louis) 1912

A MONSIEUR LE DOCTEUR PROSPER MERKLEN
Médecin des Hôpitaux

A Monsieur le Professeur GILBERT

Qui a bien voulu nous faire l'honneur
d'accepter la présidence de notre thèse

PRÉFACE

—

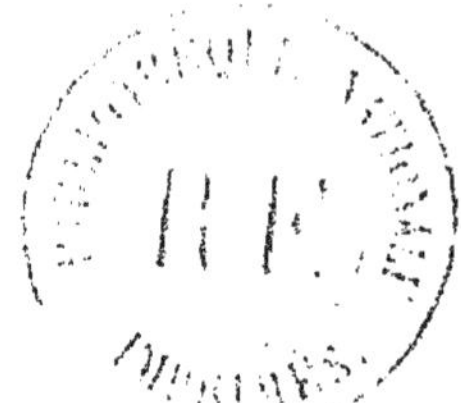

Le petit travail que nous présentons aurait pu être plus complet, si les conditions actuelles ne nous avaient pas empêché de le poursuivre jusqu'au bout, mais nous espérons qu'après la guerre nous pourrons reprendre ce travail et que d'autres expérimentateurs voudront bien vérifier ces données et les compléter.

Notre travail procède des recherches faites par notre excellent maître le Docteur Toulouse qui, en collaboration avec le Docteur Vurpas, a montré déjà en 1903 (1) que la réaction pupillaire à l'atropine et à l'ésérine était généralement prolongée chez les paralytiques généraux.

Nous avons un peu modifié ces expériences, en employant, avec l'atropine un autre dilatateur et la cocaïne.

(1) Toulouse et Vurpas sur la réaction pupillaire prolongée aux toxiques comme signe prévu sur la paralysie générale. Congrès des aliénistes, Bruxelles, avril 1903.

L'atropine, mydriatique très fort et à action prolongée, paralyse les terminaisons nerveuses du sphincter et excite le sympathique.

La cocaïne, mydriatique moins fort et à action plus fugace, paralyse les terminaisons nerveuses de l'oculo-moteur commun.

Nous avons fait ces expériences aussi chez des individus qui ne présentent aucune tare visible, pour pouvoir les comparer aux résultats obtenus chez des paralytiques généraux.

Nous avons toujours procédé de la façon suivante :

Nous avons commencé par l'instillation de chlorhydrate de cocaïne au titre de 1 0/0 et au bout de quelques jours seulement nous avons employé le sulfate neutre d'atropine au titre de 1 0/0000.

Nous n'avons jamais dépassé la dose de *une goutte*.

Dans les cas d'inégalité pupillaire, nous avons instillé notre collyre dans l'œil dont le diamètre pupillaire était plus petit.

Une fois l'instillation faite, nous avons observé le temps qui s'écoulait entre le moment de l'instillation et le moment où la pupille s'est dilatée et nous avons noté ensuite le temps compris entre le moment de la dilatation maxima et celui où la pupille est revenue à son état primitif.

Nous avons pu réunir ainsi en tout 30 observations à l'asile d'Aliénés de Villejuif dans le service de notre maître le Docteur Toulouse à qui nous exprimons ici toute notre gratitude.

INTRODUCTION

QUELQUES NOTIONS DE PHYSIOLOGIE DE L'ŒIL

Il y a deux muscles dans l'iris :

1° Le sphincter de la pupille qui est à fibres circulaires et :

2° Le dilatateur de la pupille qui est à fibres radiées.

Le sphincter est innervé par l'oculo-moteur commun (racine motrice du ganglion ophtalmique, d'où vient une partie des nerf ciliaires.

Le dilatateur est innervé par le grand sympathique (racine sympathique du ganglion ophtalmique, d'où vient un autre groupe des nerfs ciliaires).

Par l'excitation de l'oculo-moteur commun on obtient le rétrécissement de la pupille et par la section de ce même nerf on obtient la dilatation de la pupille. Toutefois ce dernier phénomène n'est pas à son point maximum, puisque la pupille se dilate encore si après la section du nerf on fait une instillation d'atropine.

L'excitation du sympathique produit, au contraire, une dilatation considérable de la pupille et la section de ce nerf ne produit qu'une légère constriction de la pupille.

La cocaïne anesthésie d'abord l'œil, puis ce collyre par son action paralysante sur les terminaisons nerveuses de l'oculo-moteur commun dilate un peu la pupille. Cette paralysié n'est pas complète puisque nous constatons que la pupille réagit encore à la lumière. Ce phénomène ne se produit pas avec l'atropine ; dans ce dernier cas la pupille ne réagit plus à la lumière.

L'atropine n'anesthésie pas, mais dilate seulement la pupille en excitant les terminaisons nerveuses du sympathique et en paralysant d'une façon peu marquée les terminaisons nerveuses qui se rendent au sphincter de la pupille. La dilatation dans ce cas est considérable, mais malgré cette action double sur l'innervation de deux muscles de l'iris la dilatation de la pupille n'est pas au maximum, puisque on arrive à dilater encore la pupille avec une goutte de chlorhydrate de cocaïne quoique cette dernière action soit peu marquée.

OBSERVATIONS

Toutes les observations que nous publions ci-dessous nous sont personnelles et jusqu'à ce jour nous n'avons pas pu trouver de pareilles dans la littérature médicale qui traitent ce même sujet. Nous la publions en deux parties.

Dans la première partie nous faisons paraître 12 observations qui se rapportent à des sujets normaux et qui ne présentent aucune tare apparente.

Dans la seconde partie nous publions des observations des paralytiques généraux qui sont numérotées de 13 à 30.

Les observations de notre seconde partie ont été faites par nous sur des sujets qui présentent des symptômes très caractéristiques de paralysie générale progressive.

Pour ne pas surcharger inutilement notre travail, nous nous abstenons de publier les symptômes qui ne se rapportent qu'à la paralysie générale, d'autant plus que tous ces sujets ont été examinés par de telles compétences médicales comme les docteurs Toulouse, Dupré et Briand.

Nous notons seulement l'état des reflexes pupillaires ainsi que les cas d'inégalité pupillaire parce que tous ces symptômes ne sont pas les mêmes dans nos observations.

PREMIÈRE PARTIE

Première Observation

Mlle R., 26 ans.

Instillation à la cocaïne.

La pupille se dilate très bien et cette dilatation commence après 9 minutes.

La pupille revient à son état primitif après 4 h. 45 minutes.

Instillation à l'atropine.

Dilatation après 24 minutes.

La dilatation dure 34 heures.

Deuxième Observation

Mme B., 36 ans.

Instillation à la cocaïne.

Dilatation après 10 minutes.

La pupille revient à son état primitif après 4 h. 30 minutes.

Instillation à l'atropine.

Dilatation commence après 24 minutes.
Dilatation dure 33 h. 30 minutes.

Troisième Observation

Mme S., 25 ans.
Instillation à la cocaïne.
Dilatation (légère) après 11 minutes.
Dilatation dure 2 h. 15 minutes.
Instillation à l'atropine.
La dilatation commence après 25 minutes.
Elle dure 32 h. 15 minutes,

Quatrième Observation

Mme F., 37 ans.
Instillation à la cocaïne.
Dilatation après 11 minutes.
Dilatation dure 2 h. 9 minutes.
Instillation à l'atropine.
Dilatation après 23 minutes.
Dilatation dure 37 heures.

Cinquième Observation

Mme M., 36 ans.
Instillation à la cocaïne.
Dilatation après 10 minutes.

Ici la dilation ne dure qu'une heure 45 minutes.
Instillation à l'atropine.
Dilatation après 22 minutes.
Dilatation dure 40 heures.

Sixième Observation

Mme G., 23 ans.
Instillation à la cocaïne.
Dilatation après 11 minutes.
Dilatation dure 1 h. 40 minutes.
Instillation à l'atropine.
Dilatation après 22 minutes.
Dilatation dure 38 heures.

Septième Observation

Mlle D., 42 ans.
Instillation à la cocaïne.
Dilatation après 10 minutes.
Dilatation dure 2 h. 8 minutes.
Instillation à l'atropine.
Dilatation après 20 minutes.
Dilatation dure 37 heures.

Huitième Observation

Mme D., 29 ans.
Instillation à la cocaïne.

Dilatation après 10 minutes.
Dilatation dure 1 h. 40 minutes.
Instillation à l'atropine.
Dilatation après 23 minutes.
Dilatation dure 35 heures.

Neuvième Observation

Mme M., 27 ans.
Instillation à la cocaïne.
Dilatation après 9 minutes.
Dilatation dure 4 h. 40 minutes.
Instillation à l'atropine.
Dilatation après 20 minutes.
Dilatation dure 24 heures.

Dixième observation

Mme M., 23 ans.
Instillation à la cocaïne.
Dilatation après 10 minutes.
Dilatation dure 4 h. 35 minutes.
Instillation à l'atropine.
Dilatation après 26 minutes.
Dilatation dure 37 heures.

Onzième observation

Mme B., 34 ans.
Instillation à la cocaïne.

Dilatation après 9 minutes.
Dilatation dure 4 h. 30 minutes.
Instillation à l'atropine.
Dilatation après 21 minutes.
Dilatation dure 37 heures.

Douzième Observation

Mlle D., 19 ans.
Instillation à la cocaïne.
Dilatation après 10 minutes.
Dilatation dure 2 h. 15 minutes.
Instillation à l'atropine.
Dilatation après 25 minutes.
Dilatation dure 35 h. 10 minutes.

DEUXIEME PARTIE

Treizième Observation

Mme T., 46 ans.

Reflexes pupillaires abolis à la lumière et à l'accommodation.

Instillation à la cocaïne.

La dilatation s'effectue d'une façon peu sensible et très lente.

Le diamètre de la pupille de l'œil dans lequel l'instillation a été faite n'arrive pas à être beaucoup supérieur à celui de l'autre œil qui n'a pas été instillé.

La dilatation commence seulement après 21 minutes.

La pupille revient à son état primitif après 21 h. 55 minutes.

Instillation à l'atropine.

La dilatation s'effectue bien.

Elle commence après 22 minutes.

La réaction dure 55 heures.

Quatorzième Observation

Mme C., 53 ans.

Reflexes pupillaires abolis à la lumière et à l'accommodation.

Instillation à la cocaïne.

On note une dilatation à peine ébauchée après 25 minutes.

Cette dilatation *ne dure que 10 minutes.*

Instillation à l'atropine.

Dilatation après 26 minutes.

La dilatation dure 23 heures.

Quinzième Observation

Mlle G., 34 ans.

Reflexes pupillaires abolis à la lumière et à l'accommodation.

Les deux diamètres de pupilles sont sensiblement égaux.

Les pupilles sont très élargies.

Instillation à la cocaïne.

Les pupilles ne présentent aucune modification.

Instillation à l'atropine.

La dilatation commence après 28 minutes et elle est très peu prononcée.

L'instillation dure 55 heures.

Seizième Observation

Mme B., 38 ans.

Reflexes abolis à la lumière et à l'accommodation.

Légère inégalité pupillaire.

Instilliation à la cocaïne.

Réaction à peine ébauchée au bout de 15 minutes.

Réaction dure 3 h. 6 minutes.

Instillation à l'atropine.

Dilatation après 25 minutes.

Dilatation dure 23 heures.

Dix-septième Observation

Reflexes pupillaire abolis à la lumière mais non à l'accommodation.

Irrégularité pupillaire bien marquée.

Instillation à la cocaïne.

La dilatation est peu sensible au bout de 20 minutes.

Dilatation dure 2 h. 58 minutes.

Instillation à l'atropine.

Dilatation après 26 minutes.

Dilatation dure 49 h. 35 minutes.

Dix-huitième Observation

Mme F., 40 ans.

Reflexes abolis à la lumière, mais non à l'occommodation.

Instillation à la cocaïne.

Peu de dilatation après 11 minutes.

Dilatation dure 31 heures.

Instillation à l'atropine.

Dilatation après 24 minutes.

Dilatation dure 35 heures.

Dix-neuvième Observation

Mme C., 37 ans.

Reflexes pupillaires abolis à la lumière et à l'accommodation

Inégalité pupillaire.

La pupille droite est plus grande et est légèrement déformée.

Ici nous faisons notre instillation dans l'œil dont la pupille est déformée.

Instillation à la cocaïne.

La dilatation est légère au bout de 20 minutes.

La pupille reste toujours déformée.

Cela dure 30 h. 40 minutes.

Instillation à l'atropine.

Dilatation toujours irrégulière au bout de 28 minutes.

Dilatation dure 31 heures.

Vingtième Observation

Mme V., 45 ans.

Reflexes pupillaires abolis à la lumière et à l'accommodation.

Légère inégalité pupillaire.

Instillation à la cocaïne.

La pupille ne réagit pas à l'instillation de ce collyre.

Instillation à l'atropine.

La dilatation commence après 28 minutes.

La dilatation dure 50 heures.

Vingt et unième Observation

Mme V., 37 ans.

Reflexes pupillaires abolis à la lumière et à l'accommodation.

Légère inégalité pupillaire.

Instillation à la cocaïne.

La dilatation commence au bout de 16 minutes, et s'effectue assez bien.

La dilatation dure 27 heures.

Instillation à l'atropine.

Dilatation après 20 minutes.

La dilatation dure 55 heures.

Vingt-deuxième Observation

Mme M., 38 ans.

Reflexes pupillaires abolis à la lumière et à l'accommodation.

Inégalité pupillaire très prononcée.

Instillation à la cocaïne.

Dilatation très faible au bout de 21 minutes.

La dilatation dure 24 heures.

Instillation à l'atropine.

Dilatation après 27 minutes.

La dilatation dure 47 heures.

Vingt-troisième Observation

Mme D., 42 ans.

Reflexes abolis à la lumière, mais non à l'accommodation.

Instillation à la cocaïne.

La dilatation est assez bonne.

Commence après 21 minutes.

La dilatation dure 3 h. 30 minutes.

Instillation à l'atropine.

Dilatation après 22 minutes.

La dilatation dure 44 heures.

Vingt-quatrième Observation

Mlle B., 38 ans.

Reflexes pupillaires abolis à la lumière et à l'accommodation.

Inégalité pupillaire.

Instillation à la cocaïne.

Dilatation après 24 minutes.

La dilatation dure 2 h. 40 minutes.

Instillation à l'atropine.

Dilatation après 20 minutes.

La dilatation dure 38 heures.

Vingt-cinquième Observation

Mlle J. 30 ans.

Reflexes pupillaires abolis à la lumière et à l'accommodation.

Inégalité pupillaire.

Instillation à la cocaïne.

La dilatation légère commence après 26 minutes.

La dilatation dure 3 h. 30 minutes.

Instillation à l'atrophine.

Dilatation après 20 minutes.

La dilatation dure 34 heures.

Vingt-sixième Observation

Mme B., 42 ans.

Reflexes pupillaires abolis à la lumière et à l'accommodation.

Inégalité pupillaire très prononcée.

Instillation à la cocaïne.

Il n'y a pas de réaction après l'emploi de ce collyre.

Instillation à l'atropine.

La dilatation s'obtient après 26 minutes.

La dilatation dure 53 heures.

Vingt-septième Observation

Reflexes pupillaires abolis à la lumière mais non à l'accommodation.

Instillation à la cocaïne.

La pupille se dilate après 26 minutes.

La dilatation dure 24 heures.

Instillation à l'atropine.

La pupille se dilate au bout de 27 minutes.

La dilatation dure 46 heures.

Vingt-huitième Observation

Mme L., 49 ans.

Réflexes pupillaires abolis à la lumière et à l'accommodation.

Légère inégalité pupillaire.

Instillation à la cocaïne.

Pas de réaction après l'emploi de ce collyre.

Instillation à l'atropine.

Dilatation après 28 minutes.

La dilatation dure 52 heures.

Vingt-neuvième Observation

Mme F., 38 ans.

Reflexes abolis à la lumière mais non à l'accommodation.

Inégalité pupillaire.

Instillation à la cocaïne.

Dilatation très légère au bout de 23 minutes.

La dilatation dure 3 h. 45 minutes.

Instillation à l'atropine.

Dilatation après 24 minutes.

La dilatation dure 34 heures.

Trentième Observation

Mme J., 46 ans.

Reflexes pupillaires abolis à la lumière et à l'accommodation.

Instillation à la cocaïne.

La dilatation se produit après 21 minutes.

La dilatation dure 32 h. 40 minutes.

Instillation à l'atropine.

Dilatation après 22 minutes.

La dilatation dure 44 heures.

CONCLUSIONS

Ce petit nombre d'observations que nous avons pu réunir ne nous permet malheureusement pas de tirer des conclusions plus précises que celles que nous essayons de donner plus loin.

De plus toutes ces expériences n'ont été faites que sur des sujets du sexe féminin et nous sommes obligé de nous arrêter là sans pouvoir vérifier les mêmes phénomènes sur des sujets du sexe masculin à cause de circonstances spéciales dans lesquelles nous nous trouvons.

Le premier fait qui nous frappe c'est que les sujets normaux réagissent à la cocaïne d'une façon nette et cela au bout de 9-10 minutes, tandis que les paralytiques généraux ne réagissent pas du tout ou réagissent très faiblement et cela au bout d'un laps de temps relativement très long.

D'autre part, le temps que met la pupille pour revenir à son état primitif est généralement plus long que dans les cas normaux. Ainsi nous avons remarqué dans quelques cas que la dilatation dure plus de 30 heures, tandis que chez les normaux le maximum est de 4 h. 45 minutes.

Nous avons trouvé dans nos observations : 4 individus ne réagissent pas du tout à la cocaïne.

11 individus réagissent seulement au bout de 20 à 26 minutes et les 3 autres réagissent au bout de 9 à 15 minutes.

Le temps que met la pupille pour revenir à son état primitif (en ne comptant pas les 4 qui n'ont pas réagi du tout), est de 24 à 32 heures chez 6 individus.

Pour l'atropine la différence dans la durée des réactions est moins marquée.

Chez les individus normaux comme chez les paralytiques généraux la dilatation de la pupille commence en moyenne après 20 à 28 minutes; mais le temps que met la pupille pour revenir à son étatprimitif est plus long chez les paralytiques généraux comme l'avaient observé MM. Toulouse et Vurpas. Chez les normaux le maximum du temps était d'après nos observations de 40 heures, tandis que chez les paralytiques généraux se prolongeait dans plusieurs cas la réaction jusqu'à 55 heures.

Nous nous permettons donc d'émettre cette hypothèse que dans la paralysie générale c'est surtout l'oculo-moteur commun qui est touché et que le sympathique l'est beaucoup moins.

En effet on sait que la cocaïne agit sur l'oculo-moteur commun.

En comparant l'effet de la cocaïne chez les normaux et chez les paralytiques généraux nous voyons que la différence dans la durée et l'intensité de la réaction est très sensible.

Il nous semble donc que ce phénomène s'explique par la parésie de l'oculo-moteur commun.

L'atropine paralyse les terminaisons nerveuses de l'oculo-moteur commun, mais elle agit surtout par son action dilatatrice sur le sympathique.

Dans nos expériences avec ce collyre nous avons trouvé peu de différence dans les réactions des pupilles des sujets normaux en comparaison avec ce que nous avons noté chez les paralytiques généraux, ce qui nous fait croire que le sympathique, s'il est lésé, l'est peu.

L'épreuve de la réaction pupillaire à la cocaïne est donc un signe qu'il convient de rechercher chez les individus suspects de paralysie générale dont le diagnostic est souvent difficile au début.

Il serait désirable que des recherches plus nombreuses précisent la valeur diagnostique de ce signe nouveau.

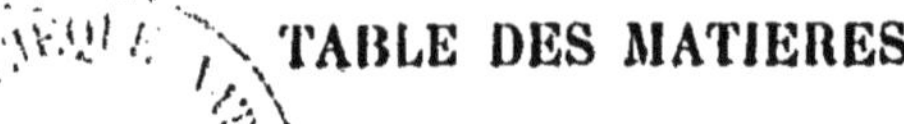

TABLE DES MATIERES

Imprimerie BUSSIÈRE. — Saint-Amand (Cher).

www.ingramcontent.com/pod-product-compliance
Ingram Content Group UK Ltd.
Pitfield, Milton Keynes, MK11 3LW, UK
UKHW012304240726
13966UKWH00004B/1611

9 782011 943200